AF402397

CHOLÉRA-MORBUS

DÉCOUVERTE

DU

POISON CHOLÉRIQUE

ET PRÉSERVATIF

PAR

M. J.-L. BROCARD

Pharmacien de première classe,
Ancien Médecin et Pharmacien en chef de plusieurs hôpitaux militaires de France
Auteur de différents ouvrages scientifiques,
Membre de la Société impériale et centrale d'horticulture et de plusieurs
autres Sociétés savantes,
Possesseur de 22 médailles d'honneur qu'il a obtenues à Paris et à Londres.

PRIX : 75 CENTIMES.

SE TROUVE CHEZ L'AUTEUR
AVENUE VICTORIA, 8, A PARIS
ET DANS TOUTES LES LIBRAIRIES.

CHOLÉRA-MORBUS

DÉCOUVERTE

DU

POISON CHOLÉRIQUE

ET PRÉSERVATIF

PAR

M. J.-L. BROCARD

Pharmacien de première classe,
Ancien Médecin et Pharmacien en chef de plusieurs hôpitaux militaires de France
Auteur de différents ouvrages scientifiques,
Membre de la Société impériale et centrale d'horticulture et de plusieurs
autres Sociétés savantes,
Possesseur de 22 médailles d'honneur qu'il a obtenues à Paris et à Londres.

PRIX : 75 CENTIMES.

SE TROUVE CHEZ L'AUTEUR

AVENUE VICTORIA, 8, A PARIS

ET DANS TOUTES LES LIBRAIRIES.

—

1865

PRÉFACE

En 1855, j'ai publié plusieurs ouvrages scientifiques, dont un, traitant le Choléra-morbus, m'a attiré des éloges de toutes les personnes qui l'ont lu, et particulièrement d'une grande quantité de médecins civils et militaires, qui m'ont honoré de lettres très-flatteuses.

Mais cet ouvrage traitait le Choléra-morbus d'une manière trop scientifique pour que je puisse atteindre le but que je me propose aujourd'hui, qui est de me faire comprendre de tous mes lecteurs.

J'ai été témoin des épidémies de 1835 et 1848 en Afrique et de 1832, 1849 et 1854 en France. J'ai vu avec douleur, que jusqu'à présent, toutes les observations que les plus expérimentés nous ont laissées, sont encore bien obscures, rien de positif dans la cause du choléra, ni dans son traitement, rien! toujours rien ! que le désespoir et la mort dans les familles.

Dans cet ouvrage on trouvera l'explication de tous les phénomènes qui ont rapport au Choléra-morbus ; son acclimatation dans nos contrées ; je dirai pourquoi dans certains pays, la cholérine se déclare avant le choléra ; pourquoi le choléra apparaît avec impétuosité dans certains endroits, et dans d'autres, par de simples cholérines.

Pourquoi le fléau s'arrête sur une contrée sans incommoder sa voisine ; comment un côté de rue est infecté par l'épidémie ét que l'autre n'a pas à en souffrir.

Comment le choléra revient à des époques pour ainsi dire fixes et périodiques.

A l'autopsie des cadavres, je vous montrerai les lésions pathologiques.

Je définirai chimiquement le poison cholérique, nous verrons ensuite pourquoi le choléra est plus intense sur les bords de la mer, et pourquoi il fait tant de victimes à Toulon dans le moment actuel.

Je vous dirai comment, par un moyen que j'ai employé, le fléau a disparu du jour au lendemain, d'un pays où il sévissait avec la plus grande rigueur.

Je vous dirai aussi comment un voyageur quittant le foyer cholérique peut être atteint longtemps après et à plusieurs centaines de kilomètres de distance.

Vous verrez que le choléra n'est pas contagieux et que l'incubation ne peut exister.

Je vous prouverai les dangers des indigestions en temps d'épidémie et vous donnerai le moyen de les conjurer.

Vous trouverez aussi dans cet ouvrage des conseils sur la manière de vivre, un préservatif assuré et le traitement à employer dans les cas pressants.

Vous verrez que par mon système, ma théorie, j'expliquerai et prouverai tout ce que j'avance, et que ce qui jusqu'à présent avait paru utopie, est devenu pour moi réalité.

CHOLÉRA-MORBUS

DÉCOUVERTE

DU

POISON CHOLÉRIQUE ET PRÉSERVATIF

Le choléra-morbus, déjà très anciennement connu en France sous différents noms, quoique présentant les mêmes caractères, excepté ceux de l'épidémie, nous vient, comme on le sait, des bords marécageux du Gange, où depuis des siècles il exerçait déjà ses ravages avant de franchir les limites qu'il paraissait s'être imposées.

C'est surtout depuis 1817 que nos contrées, sans en souffrir d'abord, ont eu la triste occasion de pouvoir s'en occuper; ainsi, il existait déjà à cette époque à Java, à Jessore, à Malacca.

On pourrait pour ainsi dire le suivre depuis ce moment, car :

En 1818, il était au Bengale et envahit un immense espace, depuis Calcutta jusqu'à Bombay.

En 1819, il fit son apparition aux îles de France et de Bourbon.

En 1820, il s'empara d'une grande partie de la Chine,
où il s'étendit de Canton à Pékin.
En 1821, on le revoit en Perse.

Ici, il y a une lacune d'une année, car ce n'est qu'en
1823 qu'il reparaît dans le Caucase et dans la Sibérie,
ce qui donne à penser qu'un courant l'a emporté dans
des contrées inconnues où il a pu sévir à notre insu.

Il a encore été remarqué en 1826 dans les régions
polaires où l'on a perdu sa trace jusqu'en 1830, où il
a fortement exercé ses ravages à Pétersbourg et à
Moscou.

En 1831, il envahit l'Afrique, passe en Europe, où
il dépeuple la Pologne, l'Autriche, la Hongrie et la
Prusse.

En 1832, il désole l'Angleterre, passe en France,
s'arrête à Calais, puis dans le mois de mars, il sévit à
Paris dans toute son intensité et s'étend dans les
départements où ses ravages ont épouvanté et décimé les populations.

Il nous laissa un moment de répit jusqu'à 1835 où
il fit dans nos possessions d'Afrique des victimes sans
nombre, à Alger surtout où j'étais médecin mili-
taire, j'ai vu plusieurs fois le personnel des hôpitaux
se renouveler, tant en officiers de santé, qu'en officiers d'administration et infirmiers. Sur soixante officiers de santé que nous étions pour faire le service de
cinq hôpitaux, dont un seul, celui du Dey, contenait
deux et même trois mille cholériques, il n'était pas
rare en se revoyant le lendemain, d'apprendre qu'une
dizaine de nos camarades n'existait plus ; j'ai vu des

officiers supérieurs enterrés dans la fosse commune sans plus de cérémonies.

Quoique cette maladie puisse véritablement avoir été étudiée depuis 1832 et que bien des années se soient écoulées depuis, cette maladie est encore nouvelle pour la médecine, quant aux causes véritables et au traitement positif ; ainsi à cette époque toute la Faculté de France a pu faire ses observations. En 1835 également, en 1848 les Anglais ont eu aussi l'occasion de pouvoir l'étudier ; en 1849 la France pouvait le faire de nouveau, et en 1853 ces deux nations n'ont pas mieux réussi malgré tous leurs efforts.

Chaque médecin a fait ses essais et bien souvent les médicaments ont été appliqués au hasard.

Les uns ont dit : combattez les symptômes au fur et à mesure qu'ils se présentent ; les autres ont dit au contraire : attaquez le siége de la maladie sans vous occuper des symptômes.

La Faculté, elle-même, dans les moments d'invasion est si peu persuadée des moyens efficaces pour le combattre, qu'elle tolère tous les remèdes employés même par des personnes étrangères à la médecine ; aussi vous voyez à ce terrible moment, une quantité innombrable de formules, fabriquées les unes par les prêtres, celles-ci toujours dans une bonne intention, les autres par des personnes chez qui l'exploitation est le seul mobile.

J'ai lu, j'ai étudié une grande partie de ce qui a été écrit sur les différents choléras, mais jamais on n'a

fait autre chose que de décrire la maladie et ses symptômes, de reporter des observations, des statistiques prises dans les hôpitaux ou chez les malades ; j'ai vu aussi les différents traitements, dont pas un seul ne peut être affirmé efficace.

Mais je n'ai pas vu qu'on se fût assez occupé de la cause de la maladie ; quelques médecins, je pourrais dire le plus grand nombre, l'attribuent à la saison des fruits, surtout à ceux aqueux et à la transition subite des chaleurs du jour aux nuits fraîches de l'automne ; mais ces causes ne peuvent avoir lieu qu'en temps d'épidémie, car sans cette circonstance, on peut manger impunément des fruits et supporter les chaleurs de l'automne et son humidité ou son froid de la nuit.

Mon but, en écrivant ce petit ouvrage, est de rechercher la vraie cause de l'épidémie sans employer les mots scientifiques afin que tous mes lecteurs puissent le comprendre, et je puis assurer d'avance qu'ils me comprendront, et de plus, qu'ils me donneront raison, car j'expliquerai des faits positifs, palpables.

Pour expliquer une chose hors de notre portée, il faut nécessairement admettre une théorie, et on verra par la mienne en la lisant attentivement, qu'au lieu d'une théorie, d'une hypothèse, je trouve des faits existants, mais jusqu'alors inconnus.

Définition du choléra-morbus.

Pour bien définir le choléra-morbus, il faut regar-

der le malade comme véritablement empoisonné, et ici, personne ne me contredira ; il faut aussi trouver une forme ou poison et il en a une.

Ce poison est bien séparé de l'air que nous respirons, car sans cela tous les individus habitant un quartier, une ville, seraient infailliblement atteints du moment où le fléau y apparaîtrait, tandis que celui qui n'a pas respiré le poison cholérique, se trouve bien portant, quand son voisin peut tomber foudroyé.

Il est donc par cela bien établi que ces deux individus quoique enfermés dans un même appartement, n'ont pas respiré le même air ; car comment comprendre qu'un air tellement vicié qu'il peut donner la mort en quelques heures, n'indispose pas même celui qui vit dans le même milieu.

Donc c'est un empoisonnement, un empoisonnement par toxique et en présentant les mêmes symptômes, tels que la coagulation du sang, les vomissements, les crampes et les déjections alvines.

Il faut donc qu'un poison particulier, pouvant se mouvoir à son gré ou être transporté par les courants atmosphériques, nous soit apporté par des causes que nous allons rechercher ; mais avant, voyons quel peut être ce poison.

Il est bien positif qu'il n'est pas compris dans la classe des végétaux, car l'empoisonnement par ces substances, n'occasionne pas les diarrhées abondantes que l'on observe chez les cholériques ; elles sont d'une nature à part et le praticien les reconnaît

de suite, ne serait-ce qu'à l'odeur fétide particulière qu'elles dégagent ; dans le choléra les selles sont tellement chargées de bile qu'elles prennent une couleur verdâtre, quelquefois le plus souvent même et à une certaine période de la maladie, elles sont blanchâtres, quelquefois même noirâtres; dans l'empoisonnement par les végétaux, les vomissements sont plutôt des vomituritions et beaucoup d'autres symptômes manquent également.

Cherchons parmi les gaz.

A part les corps simples, la nature entière n'est composée que de gaz qui, par diverses combinaisons, changent leur nature et peuvent former des liquides et des solides.

On pourrait croire d'après cela que nous avons ici un vaste champ pour découvrir le poison cholérique, car les plantes, les fleurs fournissent des parfums aussi délétères que le charbon qui asphyxie; mais malgré cela nos recherches ne peuvent être fructueuses, il n'y a qu'un mot à dire, c'est qu'un air empoisonné incommoderait tous ceux qui le respireraient.

Je ne vois donc qu'un poison, un poison animal qui puisse fournir les différentes phases du choléra. Ainsi M. Fonty rapporte que certains serpents venimeux des pays qu'il a parcourus, causent des accidents semblables à ceux du choléra, y compris la couleur bleue de la peau.

D'après cela et la difficulté qu'il y aurait de chercher ou de comprendre que le poison cholérique se trouve dans les plantes, dans l'air et surtout dans les minéraux, il est plus rationnel de le croire dans le règne animal.

Dès lors, il sera facile d'expliquer les mille phénomènes qui se présentent, soit par l'invasion du choléra, soit dans sa marche, soit enfin chez ses victimes. On ne doutera plus quand en lisant attentivement mes observations, on trouvera l'explication de tout ce qui a paru jusqu'à présent impossible.

La nature, si prodigue de ces phénomènes que nos recherches ne peuvent atteindre, peut avoir créé par des causes que nous ne pouvons approfondir, des petits êtres dont l'absorption par les muqueuses est un poison violent.

Il ne faut pas ici se récrier et penser que je cherche l'impossible en parlant du volume infiniment petit de ces êtres, pour ne pas croire à une propriété essentiellement vénéneuse ; n'en trouve t on pas la preuve dans certaines plantes, certains animaux et certains agents chimiques, dont la plus petite parcelle tue.

Qui aurait dit, il y a quelques années, que chaque bouton de gale était habité par l'acarus ? Qui pourrait ne pas penser comme moi, quand on sait qu'une mouche s'étant posée sur des viandes en putréfaction et venant ensuite entamer à peine l'épiderme d'un animal, cause le charbon ? Voyez combien peu il a fallu de poison et combien il doit être subtil.

Voyez aussi l'insecte qui en se promenant ou cherchant sa nourriture sur la vigne, fournit l'oïdium ; à sa première apparition on ne savait à quoi attribuer cette maladie ; on ne remarquait rien d'extraordinaire sur la plante jusqu'au moment ou près de la maturité du raisin ; c'est seulement alors qu'on apercevait une poudre blanchâtre, qui depuis, a été reconnue pour un champignon provenant de la piqûre d'un insecte, qu'il porte un nom ou un autre, que nous importe.

Comment donc ce petit insecte peut-il se mouvoir, et comment par sa petitesse infinie peut-il fournir uue quantité de venin assez subtil pour faire périr une plante aussi vivace, que la vigne? N'est-ce pas quelque chose d'analogue qui se passe pour la maladie des pommes de terre ?

Maintenant, du moment où nous admettons un corps animé, nous pouvons aussi lui donner des ailes qui le font mouvoir, ou qui, du moins, le facilitent à suivre un courant; on sait, du reste, que beaucoup de ces petits êtres qui naissent même d'une manière spontanée, en sont pourvus

Je pense et crois fermement que ces petits animaux, que je désignerai sous le nom d'animalcules choléri-fères, sont même plus complets, car dans le cours de cet opuscule, vous les verrez se reproduire.

Ils peuvent donc et doivent par leur nature rechercher la nourriture qui leur convient, comme certaines mouches le sucre, d'autres les viandes, d'autres enfin, les immondices.

Mes animalcules, eux, peuvent chercher leur proie près des individus atteints de causes prédisposantes et s'amasser dans un endroit à leur convenance, où ils peuvent être aspirés par des poumons robustes, même par hasard et sans cause prédisposante. •

Il faut bien que ces êtres cholérifères aient plus de sympathie pour un corps que pour un autre, et que, vu leur extrême petitesse, certain milieu suffise à leur nourriture, aussi bien que la chair ou d'autres substance solides sont nécessaires à des animaux plus grands.

Ainsi les foyers de putréfaction doivent nécessairement les attirer, comme aussi l'haleine de certaines natures provenant d'un tempérament maladif, tels que la débilité, les fatigues, les privations, le chagrin, la frayeur et enfin toutes les émotions, qui sont également des causes prédisposantes et qui fournissent un air pour ainsi dire déjà vicié à ces animalcules, qui le recherchent par nature et qui supportés par l'air ou par leurs ailes, sont facilement aspirés en s'approchant de la bouche ou des fosses nasales.

Je prie ici mes lecteurs de redoubler d'attention sur ce qui suit :

Le poison cholérique, suivant l'organe qui le reçoit, peut déterminer différents caractères du choléra.

Ainsi l'animalcule aspiré peut adhérer à son passage et s'arrêter contre les parois des fosses nasales ou contre celles de la gorge, et quelque temps après être renvoyé au dehors soit en se mouchant, soit par l'expectoration.

Ici, le poison si subtil qu'il soit, n'a pu par le peu

de temps qu'il a séjourné, causer qu'un simple malaise auquel on pourrait donner le nom de cholérine, elle serait plus ou moins marquée suivant le temps que le poison aurait séjourné avant son expulsion.

Si au lieu d'être renvoyé par l'expectoration, il est ingéré dans l'estomac par la déglutition de la salive ou par la nourriture ; aussitôt surviennent les selles et surtout les vomissements qui à leur tour renvoient le poison ; car la nature cherche toujours à se débarrasser de ce qui lui est nuisible. Mais comme, avant d'être expulsé, il a dû séjourner plus longtemps que celui qui n'a été reçu que par les fosses nasales, et que l'estomac par ses fonctions, active l'absorption, on comprend que la maladie sera plus grave. On pourra y remarquer tous les symptômes du choléra vrai, facies cadavérique, violet ou livide, altération de la voix, yeux caves, refroidissement des membres, soif inextinguible, crampes, vomissements, déjections blanchâtres, enfin tout ce qui caractérise la maladie la plus intense. Mais aussi vient le moment où le germe est expulsé, alors la convalescence ne se fait pas attendre ; ce serait alors le choléra bénin qui ne causerait pas la mort, mais qui serait une prédisposition bien dangereuse, car un autre animalcule attiré par cette prédisposition peut être absorbé de nouveau et le malade succomberait ; c'est ce qu'on a nommé jusqu'à présent une rechute.

Mais voici un cas malheureusement trop commun, c'est quand l'anima cule cholérifère est, par l'aspiration, directement reçue par les poumons ; ici, plus de remède; car on voit que par la quantité de sang qui s'y rend pour s'oxygéner, le poison doit être porté immédiatement dans toute la circulation et empoisonner la masse du sang. En effet, dans ce cas, il lui est impossible de se dégager de cet organe, comme il a pu le faire des fosses nasales, de l'estomac et même des bronches. Il ne pourrait y parvenir que par les différentes déperditions occasionnées par la maladie; mais l'asphyxie, c'est-à-dire la mort, arrive avant son évacuation complète.

D'après cela, on est donc forcé d'admettre qu'il y a, malgré les mêmes symptômes, le choléra dont on meurt et celui dont on ne meurt pas, quels que soient les soins et les remèdes qu'on apporte au malade.

Il y a encore d'autres causes qui donnent plus ou moins d'intensité à la maladie, nous allons voir pourquoi.

Si le choléra se déclare dans un pays avec peu de gravité, on lui donne le nom de cholérine; dans d'autres, son début a lieu avec impétuosité et peu de victimes échappent : d'où vient donc cette différence? Comment se fait-il que l'animalcule, étant même reçu par les poumons, ne causera que des cholérines ou de simples diarrhées, dans certains endroits, et que dans d'autres, il sera mortel?

Il faut, pour cela, se figurer voir ces petits êtres bien formés, complets, robustes et forts dans leur nature; mais, chassés d'un pays lointain par une tempête, un vent continu, ils ont des mers à traverser; ils sont battus par la pluie; en un mot, ils ont souffert et dépéri par une cause ou par une autre. Ils arrivent sur les premières côtes où ils viennent, pour ainsi dire, butter. Ils sont fatigués, dénaturés en partie, et, dans cet état de destruction, il est facile de comprendre qu'ils ne causeront pas les mêmes accidents ; alors, ce sera la cholérine seulement.

Mais si on leur laisse le temps de se reposer, de se refaire, ou bien qu'au lieu d'arriver mutilés, dégénérés, ils soient doucement supportés par l'air qui les dirige, et qu'au lieu d'avoir fait un long voyage, ils quittent un pays proche, ce ne sera plus la cholérine, mais le choléra, qui se manifestera dans toute sa vigueur.

C'est ainsi qu'en 1832 ces animalcules cholérifères nous sont venus d'Angleterre en franchissant le détroit, et se sont abattus contre les côtes de Calais, où les premiers cas de choléra se sont déclarés en France, et il est bien probable que si les vents n'avaient pas eu l'obstacle de ces côtes, ces animalcules auraient suivi le courant, et auraient, pour le moment, épargné Calais. Ceci et ce qui suit prouve une fois de plus que le poison cholérique n'est dû qu'à des êtres animés, car, dans la circonstance où s'est trouvé ce pays, c'est qu'avant d'y voir le choléra vraiment mortel, il a commencé par la cholérine, d'où l'on peut et doit conclure que ces animalcules y sont arrivés fatigués, maladifs ; en un mot, dégénérés, et que ce n'est qu'après un repos, qui les a rétablis, que le choléra s'est positivement déclaré.

Expliquons maintenant comment le fléau s'arrête

sur une contrée où il exerce des ravages immenses, sans qu'une autre contrée voisine en soit incommodée.

Si tout l'air était empoisonné, ceux qui se trouveraient sous le vent s'en ressentiraient nécessairement, tandis que rien de semblable ne se fait remarquer.

C'est donc un vrai banc d'animalcules cholérifères qui s'abat comme le ferait un banc de sauterelles, qui séjournent jusqu'à ce qu'elles aient tout dévoré ou qu'elles soient chassées par d'autres causes.

Celui qui n'a pas vu ces nuées de sauterelles ne peut s'en figurer la quantité; j'ai pu les observer, en 1843, en Afrique, et je n'exagère pas quand je dis que durant trois jours de suite, elles ont empêché de voir le soleil, tant la masse était compacte et continue; elles s'abattaient, couvraient et dévoraient tout ce qui était verdure; la terre et les arbres en étaient couverts, et malgré cela, le nuage, un nuage qui avait plusieurs centaines de kilomètres, continuait à rouler dans l'air aussi compacte.

Les Arabes avaient un moyen qui réussissait assez bien pour garantir leur propriété, ou au moins les endroits les plus précieux de la récolte.

Les maîtres, les femmes, les enfants, les domestiques, tout le personnel enfin, était armé d'un bâton qu'il frappait à coups redoublés sur des marmites et des chaudrons, en jetant des cris comme ceux qu'ils font entendre dans les combats. Ces cris sont de rage, et les malédictions qu'ils adressent à ces animaux sont des injures qu'ils inventent et qu'ils ne cessent de leur dire.

On sait aussi que le choléra suit les rivières. Quoi de plus naturel? Souvent leurs bords sont marécageux ou leurs eaux sont sales; de plus, les courants atmosphériques qui supportent et conduisent les animalcules, ne rencontrant aucun obstacle, n'ont qu'à suivre entre les montagnes les sinuosités tracées par les rivières elles-mêmes.

Retour de l'épidémie.

Quant au retour de l'épidémie, en France comme ailleurs, à des époques presque fixes et périodiques; il faut l'attribuer à de nouveaux êtres fournis par des larves laissées l'année précédente dans un endroit choisi par leurs parents, car la nature a des lois immuables, et les animaux sont tous organisés pour la reproduction.

Ces larves peuvent périr ou subir leur métamorphose suivant les circonstances, et ce qui vient à l'appui de ce que j'avance, c'est que depuis que la maladie s'est acclimatée dans nos contrées, c'est toujours par le midi de la France qu'elle commence, et ce qui est encore à remarquer, c'est là qu'elle sévit avec le plus de rigueur. En effet, ces larves, soumises à l'action de la chaleur du midi, qui se rapproche davantage du climat qui les a engendrées, doivent être plus précoces; de sorte que, étant écloses dans ces conditions, elles ont moins souffert, sont moins déclimatées que dans le nord.

On voit qu'en 1832 le choléra est arrivé à une autre époque qu'à celle périodique où il se présente aujourd'hui, c'est-à-dire qu'il a fait son apparition à Paris au mois de mars et que maintenant il attend l'automne ; mais si l'on tient compte de la différence qui existe entre la latitude et la température de l'Inde avec celle de la France, on verra que ces animalcules, doivent avoir été engendrés beaucoup plus tôt et nous être venus comme je l'ai dit plus haut. D'après cette raison, les larves déposées dans le nord ne doivent donc éclore qu'après celles du midi, qui paraissent nous être apportées par les courants atmosphériques ; il se pourrait aussi qu'au lieu d'une seule cause qui nous fait subir cette terrible épidémie, il y en ait deux : celle qui voyage, provenant du lieu d'où elle est partie, et celle qui s'est acclimatée dans nos contrées, en se reproduisant naturellement par la métamorphose des larves. Il faut cependant croire que tous les climats ne sont pas convenables à l'éclosion ; mais, dans le midi, elles ont plus de chances de réussite, aussi on remarque que c'est toujours de là que nous vient le choléra.

Variétés de la maladie.

En 1832, le choléra qui a épouvanté au plus haut degré l'Europe entière qu'il décimait, a dû être étudié avec beaucoup de soins, car le malade atteint était considéré perdu ; en effet, celui qui avait aspiré par les poumons le poison cholérique n'avait que quelques heures à vivre.

En 1849, l'épidémie était moins violente à Paris, proportion gardée de la population, car depuis 1832 jusqu'en 1849, elle s'est accrue de 250,000 âmes, et, d'après un rapport de M. Blondel, la mortalité a donné 24 0⁄0 de moins en 1849.

Seraient-ce les animalcules nés dans le pays qui seraient moins pernicieux et qui doivent peu à peu dégénérer?

Voici encore une observation qui prouverait que mes animalcules existent.

Ainsi l'hôpital de la Salpétrière contenant 5,000 malades, n'a compté en 1832 que 328 décès du choléra, tandis qu'en 1849 le chiffre des décès s'est élevé à 1,409. Pourquoi cela ? l'hôpital de la Salpétriére n'était pas plus mal tenu en 1849 qu'en 1832, le temps n'a pas rendu les logements plus malsains, au contraire, toujours l'administration y a ajouté des améliorations. Il faut donc croire qu'en 1849 il y a eu sur ce point une agglomération d'animalcules plus considérable qu'en 1832.

Vous le voyez, avec mon système, j'explique tout et les plus savants ne peuvent nier.

J'en reviens à la première invasion, où les malades succombaient en quelques heures, tandis qu'aujourd'hui elle paraît avoir diminué d'intensité, ce qui porte à croire qu'avec le temps elle finira par s'acclimuter et même par s'éteindre ; à moins cependant de circonstances comme celles qui nous ont apporté la première fois ces bancs d'animalcules cholérifères, qui peut-être n'existent plus, car ceux qui résident chez nous maintenant ont dû nécessairement dépérir à chacune de leurs générations.

C'est ainsi qu'il faut comprendre que l'épidémie doit apparaître avec moins de gravité au fur et à mesure que ces générations se renouvelleront ; et déjà, quoique le choléra de 1849 ait fait beaucoup de victimes, il est à remarquer qu'il les tenait plus longtemps à l'agonie, c'est-à-dire qu'au lieu de succomber en quelques heures, il n'était pas rare de voir la maladie se prolonger et le malade n'échappait au choléra que pour mourir de la fièvre typhoïde. C'est que le poison ayant encore assez de force pour décomposer le sang, en manquait pour offrir tous les symptômes qu'on avait jusqu'à ce moment remarqués chez les malades atteints du choléra.

Si, dans ce moment, il sévit avec tant de fureur à Marseille et à Toulon, on peut penser que les larves écloses dans un pays à leur convenance, sous une latitude qui leur convient, doivent être en pleine nature. En effet ces animalcules y sont arrivés de Constantinople, sans la moindre fatigue, par des temps et des courants paisibles, qui ne les ont détérioré en aucune manière.

Marche de la maladie.

Il débute ordinairement par des douleurs à l'épigastre et à l'abdomen, dont la pression est douloureuse, coliques, nausées, éructations, vomissements qui se composent d'un liquide aqueux, mélangé de bile, qui brûlent la gorge.

Ensuite surviennent des déjections très-abondantes, provenant de fortes coliques et composées de matières âcres et blanchâtres, contenant une grande quantité de bile, souvent un hoquet insupportable, soif ardente, inextinguible, crampes très-vives s'étendant des pieds aux mollets et quelquefois même dans une grande partie des muscles du corps. La voix altérée, la respiration est accélérée, le visage et les extrémités se refroidissent, les yeux s'excavent et les joues se creusent fortement. de sorte qu'en quelques heures la maigreur fait d'effrayants progrès. Je passe lestement sur cette description qui doit être pénible pour les personnes étrangères à la médecine.

Il faut encore ici nous occuper un peu d'anatomie ; je ne vous tiendrai pas longtemps, vous allez faire avec moi une autopsie, elle est nécessaire, surtout pour certains organes où sûrement l'animalcule cholérifère fait ses ravages.

Je vais vous avancer l'ouvrage et vous faire part d'une manière très-succinte de quelques-unes de mes observations, aidé par quelques autres que je tire du Dictionnaire de médecine.

Si à l'autopsie, on suit l'appareil digestif, dans toute son étendue, on remarque que là ne sont pas les plus fortes lésions, elles ne sont même qu'une conséquence, et si on a vu des parties de la membrane interne de l'estomac se détacher par petites plaques, je dirai encore qu'un ou plusieurs de mes animalcules aura pu y être ingéré par la déglutition et par sa propriété corrosive, avoir produit ces désordres.

J'ai vu plus souvent l'estomac intact, mais quelquefois d'une couleur violacée, que j'attribue à la nouvelle couleur du sang ; je l'ai, dans beaucoup de cas, trouvé rétréci, ce qui s'explique par les efforts violents et continuels des vomissements et des déperditions de substances si remarquables dans cette maladie.

Les intestins, excepté quelques taches rougeâtres non adhérentes, ne m'ont pas paru devoir occuper mon attention ; du reste, l'injection du sang noir des cholériques peut avoir lieu dans le foie, dans la rate et dans tous les viscères.

Voyons maintenant l'appareil de la respiration, c'est là que nous trouvons des désordres où l'on voit que la vie n'est plus possible que par miracle.

Comme j'ai cherché à me mettre à la portée de tout le monde, je dois encore expliquer ici que les vaisseaux sanguins, contiennent deux espèces de sang. Les uns le sang noir, celui des veines, et les autres le sang rouge, celui des artères.

Le sang noir est chargé dans sa marche de substances qu'il est inutile de désigner, et a besoin de se débarrasser du carbone qu'il contient. C'est donc par l'hématose, c'est-à-dire en passant par les poumons qu'il reçoit l'air, dont une partie, l'oxygène,

s'empare du carbone pour former de l'acide carboni-
que que l'expiration renvoie.

Par cette opération le sang noir se revivifie, et de
noir qu'il était, devient rouge et se rend de nouveau
dans les artères. Ainsi voyez avec quelle vitesse a lieu
la circulation et avec quelle rapidité le sang tout
entier doit être vicié quand le poison cholérique
touche aux poumons.

Si après la mort vous les coupez, il s'en échappe
des grosses gouttes d'un sang noir, épais, visqueux,
c'est que l'hématose n'a pu avoir lieu et que le sang
ne pouvant s'oxygéner, entraîne l'asphyxie, par con-
séquent la mort.

En effet, à l'autopsie, rien ne paraît fortement
lésé, si ce n'est l'appareil respiratoire, il semblerait
que rien n'est malade que lui et par lui, ce serait
donc là le foyer du mal.

Personne jusqu'à présent n'a pu être sûr de se
garantir ; le riche pas plus que le pauvre n'a été
épargné. Il faut dire cependant que les premiers
ravages du choléra à Paris en 1832 et 1849 ont eu
lieu sur la classe malheureuse, mais c'est que cette
classe habitait les quartiers les plus malsains et les
moins aérés ; c'est là, nécessairement, que mes animalcules cholérifères ont dû faire le plus de victimes,
ils étaient dans leur centre, et de plus, les malheureux ne pouvant se donner les soins utiles, subissaient
une effrayante mortalité qui épouvantait les masses,
et par cette prédisposition attirait, comme je l'ai dit
plus haut, le poison cholérique.

Dans l'Inde, on disait aussi que le choléra n'atteignait pas les indigènes ; si cela était vrai, notre système serait complétement détruit ; mais il n'en est rien. On a confondu la fièvre jaune qui, en effet, épargne les naturels du pays ; mais ces deux maladies sont tellement distinctes qu'il est impossible de les confondre ; du reste, la meilleure preuve c'est que ces contrées ont eu à souffrir comme nous du choléra, et que chaque fois qu'il s'y est manifesté, il s'est adressé à eux-mêmes d'une manière toute particulière. Donc pas de préférence, chaque poumon respire, chaque poumon peut aspirer le poison.

Voyons maintenant la composition atomique de ces êtres jusqu'à présent invisibles ; cherchons la manière de les chasser, peut-être même de les anéantir.

Puisque, malgré ma conviction, je n'ai encore parlé que par hypothèse, je vais continuer la même voie, ne pouvant donc rechercher que les probabilités.

Mais que le poison cholérique soit aériforme ou animé, il sera toujours composé de quatre éléments indispensables, qui sont : l'oxygène, l'hydrogène, le carbone et l'azote. Maintenant, que par un agent chimique on parvienne à dénaturer ce corps en lui enlevant un élément de sa composition, il n'existera plus, il sera décomposé comme si on enlevait tout l'oxygène de l'eau.

En cherchant les corps qui ont le plus d'affinité pour un de ceux qui forment l'animalcule cholérifère, on verra que le chlore s'empare avec une grande

avidité de l'hydrogène pour former de l'acide chlor-
hydrique; c'est ainsi qu'on désinfecte l'air répandu
par les cadavres en putréfaction ou autres lieux,
parce que le chlore en présence de l'hydrogène for-
mant le corps infectant, s'en empare et le décom-
pose, et quand bien même, dans le cas où nous par-
lons, le chlore ne décomposerait pas complétement
l'animalcule cholérifère, il est plus probable que ce
dernier emplôierait tous les moyens possibles pour
s'éloigner d'une substance qui, en tout cas, lui est
nuisible; ainsi qu'une fourmi redoute la chaux, parce
que sa combinaison étant l'acide formique, il a une
grande affinité pour cet alcali.

Quelques personnes étrangères à la chimie pourraient demander pourquoi une fourmi est formée
d'autre chose que l'animalcule cholérifère, car il
pourrait lui-même aussi bien qu'elle posséder une
composition particulière? Non! car l'acide formique
est aussi formé d'une partie des éléments que j'ai
désignés, les proportions seules font la différence.

S'étendre davantage sur ce sujet serait vouloir faire
un cours de chimie, ce n'est pas ce à quoi je vise
pour le moment, je veux prouver une chose, les faits
suffisent.

Le choléra est-il contagieux ?

Une grande question a été posée, c'est celle-ci : Le
choléra est-il contagieux ?

D'après moi et d'après ma théorie, il ne peut l'être,

et s'il est dangereux d'approcher ou de séjourner près des malades atteints du choléra, la cause en est bien simple.

Vous voyez qu'un peu de miel attire à l'instant une multitude de mouches ; un cadavre abandonné est bientôt connu des oiseaux de proie ; il en est de même de mes animalcules qui, comme tous les animaux, possèdent l'instinct de pourvoir à leur nourriture ; de sorte qu'aussitôt qu'un air dégage des miasmes qu'ils recherchent, ils s'en approchent et la quantité étant augmentée, il y a donc plus de chance de les aspirer.

De là le danger, mais non la contagion, du reste, on a eu souvent l'occasion de voir des personnes couchées avec des cholériques sans se ressentir de l'épidémie ; je sais bien que d'autres personnes en sont mortes, mais aussi quelle frayeur ! quelle prédisposition ! quand un mari, une femme est obligée d'abandonner sa couche à un cholérique.

Par la raison que mes animalcules s'approchent de l'air qui leur convient ou qui les nourrit, ils doivent aussi s'éloigner de celui qui leur déplait ou qui leur est nuisile. Ainsi donc il ne faut pas croire inutiles certains parfums dont l'odeur sera regardée comme préservatif. Aussi voyez-vous que de tout temps on a recommandé le camphre ou autres substances volatiles. Le vinaigre des quatre voleurs si préconisé anciennement n'est qu'un composé de plantes et de produits odoriférants.

A l'épidémie de 1835 et 1848 en Afrique, les Arabes

ont remarqué que ceux qui habitaient près des ruisseaux étaient plus exposés que ceux qui résidaient près des lacs ou des rivières même marécageuses ; ils le disaient sans en rechercher la cause ; ne proviendrait-elle pas de la grande quantité de lauriers-roses qui bordent tous les ruisseaux de ce pays, qui attireraient les animalcules à la manière de certains arbres sous lesquels on voit voltiger et s'abattre des nuées de petits moucherons ; ces animalcules pourraient très-bien, soit par goût, soit pour leur nourriture, rechercher l'odeur de l'acide hydrocyanique dégagé par ces arbustes.

Les Arabes ne boivent pas de vin ni de liqueurs fermentées, leur religion le défend, ils ne se risquent que pour *l'oued-Allah* dont ils connaissent les vertus ; mais je me souviens avoir offert à quelques-uns de la crème de noyau, ils en ont goûté pour me faire plaisir, mais dès qu'ils en ont senti le parfum (nous étions en temps d'épidémie), ils se sont aussitôt éloignés en me disant qu'ils préféreraient boire dix carats de vin que de prendre une gorgée de cette liqueur dont le parfum attire le choléra. Cette observation, si elle est exacte, doit priver bien des personnes qui aiment l'odeur d'amandes amères soit en pommade, soit en boisson.

Mais si l'odeur du noyau paraît dangereuse, on peut être sûr que la fumée, celle du tabac surtout, par son âcreté, doit éloigner ces petits animaux, comme elle fait pour les moucherons. Ce qui me rappelle que dans un village d'Afrique, à Douaouda, district de Koleah, province d'Alger, par ma position de médecin, j'ai cherché à rendre service à ce malheureux pays, plus que décimé par l'épidémie de 1848.

Je conseillai au maire d'inviter les colons à ramasser des plantes odorantes et résineuses ainsi que les côtes de tabac qu'ils pourraient avoir de leur récolte ; ensuite d'acheter un demi-litre de chlore liquide pour chaque maison ; à une heure fixée le chlore fut répandu dans tous les appartements et simultanément on alluma dans toutes les rues les plantes devant chaque porte.

Ici le chlore a-t-il détruit les animalcules cholérifères ? ou bien la fumée n'a-t-elle fait que les éloigner ? Ce qu'il y a de positif, c'est qu'à partir de ce moment, aucun nouveau cas ne s'est présenté dans le village ni même dans les environs.

Dangers des indigestions en temps d'épidémie.

Dans un mémoire adressé à l'Institut par M. J. Guérin, il appelle l'attention sur les indigestions qui précèdent constamment le choléra-morbus; il est vrai qu'en temps d'épidémie on remarque beaucoup de coliques et de diarrhées, cela provient sans nul doute de fausses digestions ; il est donc urgent de soigner au plutôt ces indispositions, car ces avant-coureurs peuvent prendre de l'intensité et se convertir en véritable choléra. Mais il est encore plus utile et plus urgent de prévenir les indigestions que d'avoir à les combattre, car d'après bien des médecins, par suite d'une indigestion, quand même vous ne seriez pas ouvertement atteint du choléra, il est dans votre organisme, où son germe étend peu à peu ses ramifications, dès lors il vous possède, vous lui appartenez, il ne se déclarera que quelques jours après; c'est ce qu'ils nomment l'incubation.

Pour moi, l'incubation n'existe pas et ne peut exister, car comment penser qu'un poison tellement violent qu'il tue, qu'il foudroie, peut être supporté plusieurs jours dans l'organisme?

On a encore voulu prouver l'incubation en disant qu'un voyageur quittant une ville envahie par le fléau et se rendant dans une autre localité où pas un seul cas de choléra n'existe; il a mis huit jours pour effectuer son voyage et à son arrivée, il est attaqué par la maladie; d'après cela, comment ne pas croire à l'incubation? C'est vrai, mais il m'est impossible d'y croire et je vais vous dire pourquoi; car avec mon système je veux et puis tout expliquer.

Voici donc un voyageur abandonnant un pays d'où souvent la peur le chasse, il est entouré d'animalcules, il sépare son linge sale, et comme ces animaux le recherchent pour son odeur malsaine, ils sont enfermés et voyagent avec lui, de sorte qu'après un certain temps, à l'ouverture des malles, ils en sortent et peuvent être aspirés par le voyageur déjà atteint de causes prédisposantes, la peur ! ou bien ils s'échapperont et causeront des cas isolés qu'on n'a pu expliquer jusqu'à présent, et qui sans nul doute viennent de là.

Mais revenons aux indigestions, ces acolytes du choléra, prenons coûte que coûte toutes les précautions pour les éviter. Il ne faut pas pour cela changer sa manière de vivre, à moins cependant que vous n'ayez remarqué qu'en dehors de l'épidémie vous ayez plus de peine à digérer certains mets ; de ceux-là il faut s'en abstenir, mais ne pas réduire les aliments, car la débilité survenant peut amener de graves accidents. Préférez la viande si vous en avez l'habitude, mangez à votre appétit sans le dépasser, ne craignez pas les épices si vous pouvez les supporter, elles aident à la digestion. Les liqueurs alcooliques sont aussi sans contredit de bons digestifs et on a vanté avec raison le rhum, le genièvre et aujourd'hui, comme supérieur à tout cela, l'*oued-Allah*, ou liqueur arabe, dont les propriétés, d'après plus de cent médecins, sont essentiellement reconnues apéritives, c'est le digestif par excellence ; il n'y a pas d'exemple qu'après avoir pris un verre à liqueur d'*oued-Allah* après son repas, il soit survenu une indigestion. De plus, son parfum quoique des plus agréables, est tenace et persistant et doit, sans nul doute, éloigner l'animalcule cholérifère.

Cette liqueur, prise après les repas, fait éprouver un bien-être dont l'estomac paraît vous remercier.

Il ne faut pas pour cela en boire une trop grande quantité malgré son goût si délicieux, car l'effet digestif étant obtenu, ce n'est pas ce que l'on peut boire en plus qui produit le bien espéré ; l'odeur agréable qui s'exhale de la bouche suffit pendant quelque temps après l'ingestion. Contentez-vous seulement de vous en gargariser la bouche par de petites portions qui suffiront à entretenir l'agréable parfum.

Je recommande surtout cette liqueur aux personnes qui ont les digestions pénibles ; les estomacs les plus faibles la supportent ; l'odeur, le goût et le parfum plaisent à tout le monde.

Quand l'époque de l'épidémie arrive, où qu'on la voit approcher, profitez aussitôt de son absence pour nettoyer les endroits malsains de vos maisons, de manière à ne remuer aucuns fumiers pendant son séjour ; je ne veux pas parler de celui des chevaux, rien n'a fait remarquer qu'il attire l'animalcule, mais méfiez-vous de celui de porcs, de volailles ou de débris d'animaux, et si pendant l'épidémie vous en avez un amas, gardez-vous bien d'y toucher, ayant soin toutefois de l'arroser souvent avec du chlorure de chaux.

Pour prévenir le retour du choléra les années suivantes, les plus petites précautions sont toujours bonnes à prendre ; aucunes parties d'animaux ne doivent séjourner à la surface du sol et tous les cadavres provenant de l'épidémie ou d'autres causes, doivent être enterrés profondément et même recouverts de chaux vive, car les animalcules cholérifères ont dû les choisir pour y déposer leurs larves qui s'y entretiennent et s'y nourissent jusqu'à leur éclosion.

La propreté du linge est très-nécessaire sur le corps ; gardez-le le moins possible dans vos greniers quand il est sale ; si vous voyagez et que vos malles soient ouvertes dans un pays où règne l'épidémie, mettez-y du camphre ou des odeurs fortes.

On sait que le choléra se déclare plutôt la nuit que le jour, cela provient de ce que si un ou plusieurs animalcules sont enfermés dans l'endroit où l'on couche, il y a grande chance de l'aspirer, car dans le courant d'une nuit, presque tout l'air de la chambre a dû passer par les poumons. Une seconde raison, et celle-là est majeure, peut encore exister, c'est quand on se couche trop tôt après le repas et qu'une indigestion étant survenue, a occasionné une cause prédisposante.

Je vous le répète, méfiez-vous des indigestions, puisque vous avez vu plus haut que quatre-vingt-dix fois sur cent, elles ont causé le choléra. Je vous ai donné le moyen sûr de ne pas en avoir, c'est de prendre un petit verre d'*oued-Allah* après chaque repas, avec cela vous digérerez les mets les plus lourds.

Les personnes faibles, d'un tempérament épuisé, qui craignent la débilité, cette cause prédisposante, doivent également faire usage de l'*oued-Allah*, elles verront revenir l'embonpoint, car les aliments, au lieu de fatiguer l'estomac, profiteront à la masse.

Nouvelles preuves à l'appui de mon système.

Je vois dans un intéressant ouvrage de M. Favre une sorte de défi. Il dit :

« L'épidémie arrivée à Paris a éclaté tout à coup » sans qu'on puisse dire par quelles raison ; les uns

» diront qu'il est venu avec le vent du nord-est qui
» en a transporté le principe du nord de l'Angle-
» terre, d'autres qu'il a été produit par des émana-
» tions terrestres ou bien qu'il est né d'un état élec-
» trique de l'atmosphère ou de la présence de mar-
» chandises infectées de germes contagieux.

» Mais il ne suffit pas dit, toujours M. Favre, d'a-
» vancer de pareilles assertions, il faudrait les asseoir
» sur des preuves.

» Que ceux qui pensent que le choléra a été
» transporté par l'air, expliquent comment il se fait
» que le vent qui à cette époque avait une rapidité
» de huit à dix lieues à l'heure, que ce vent qui souf-
» flait sur plusieurs contrées à la fois, ait déclaré le
» choléra à Paris et non ailleurs, comment ne l'a-t-il
» pas développé dans le pays situé entre Paris et les
» côtes d'Angleterre ? »

Voici donc une espèce de défi qui me plaît au lieu
de m'embarrasser, car avec mon système comme
je l'ai dit plus haut, je veux et puis tout expliquer.

Le choléra a été transporté par l'air sous forme
d'animalcules amassés en quantité innombrable et
a vitesse de huit à dix lieues à l'heure leur a été
plutôt favorable que défavorable, car un si long
trajet par plus petite vitesse en aurait nécessairement
laissé en route, si ce n'est la masse, au moins beaucoup de retardataires ou de malades, qui épuisés, seraient restés en mer, et il est bien croyable que sans
cette grande vitesse pas un seul n'aurait abordé la

la terre; ils ont été emportés par les vents violents
du nord-est, sans fatigue, sans direction et sont venus
s'abattre quand le vent a cessé ou quand ils ont ren-
contré des côtes pour obstacles.

Maintenant comment sont-ils venus jusqu'à Paris
sans s'arrêter en route ?

Le vent quoique rasant la mer et la terre a un dé-
veloppement vertical assez étendu, alors pourquoi
cette nuée d'animalcules cholérifères n'habiterait-elle
pas les parties supérieures? Le vent ne s'arrête pas
complétement contre la montagne qu'il frappe, la
partie supérieure continue sa marche, si donc ces
petits êtres sont dans cette partie, il est évident
qu'ils continueront leur chemin; s'ils se sont arrêtés
à Paris, c'est que le vent a faibli par la rencontre des
côtes et qu'en définitif, il ne peut pas toujours souf-
fler nord-est; c'est donc au hasard que ces animalcules s'abattent, ils n'ont pas choisi Paris pour y
séjourner plutôt qu'ailleurs.

Vous demandez aussi pourquoi ils ne se sont pas
arrêtés sur les côtes d'Angleterre, quoi d'extraordinaire ? ils n'y sont peut-être pas passés, car si le vent
tient un grand espace verticalement il en tient encore un bien plus grand horizontalement et mes
animalcules sont loin d'embrasser, je le pense, au-
tant d'espace ; c'est tout simplement un nuage d'une
certaine étendue et encore très-peu considérable,
car où il s'abat, souvent une ville et même un quartier lui suffit. A Paris, par exemple on l'a vu très-
souvent sévir avec une très-grande force dans un

quartier sans que son voisin en soit attaqué. Ce qui paraît encore extraordinaire, c'est qu'on a vu souvent un seul côté de rue gémir sous le fléau ; mais ici la chose est simple.

Voyez une rue large ou étroite, le vent souffle en biais, les animalcules arrêtés par les murs de ce côté s'y logent. C'est comme quand la poussière est fortement chassée.

Souvent la profession a paru produire sur le choléra une influence réelle, ainsi on a remarqué que les hommes voués à des travaux pénibles comptaient un plus grand nombre de victimes ; cela s'explique par la grande quantité d'air que ces individus absorbent, souvent même les fosses nasale ne leur suffisent pas. Ils ouvrent la bouche à chaque mouvement forcé ; on voit par là que ces malheureux sont bien plus exposés à aspirer le poison cholérique que les personnes qui font un métier tranquille.

On cite parmi les excès dangereux, l'ivrognerie ; il faut, en effet, regarder l'abus des liqueurs fortes comme très-funeste, et cependant chaque fois que le choléra a eu lieu à Paris, il n'est pas entré dans les hôpitaux plus de malades atteints le dimanche ni le lundi qui sont des jours souvent d'excès pour le bas peuple.

Choléra de Toulon.

Comme je cherche toutes les occasions de prouver la justesse de mon système, je la trouve encore aujourd'hui dans un article du 1er octobre du *Siècle*, intitulé *Choléra de Toulon* et signé Louis Jourdan.

Il demande pourquoi, depuis trente ans, le choléra a paru à Toulon cinq ou six fois, et que là il a toujours, sans exception, causé relativement des ravages beaucoup plus considérables que dans les autres villes voisines ; il serait important, dit-il, d'en chercher la cause et surtout de la trouver.

Je pense que la voici :

Si le choléra arrive par mer, les côtes de Toulon étant très-élevées, ont une grande chance d'arrêter les bancs d'animalcules, dont l'immense famille se précipite entière et s'amasse sur un même point ; si, au contraire, il vient de terre comme aujourd'hui, par exemple, c'est que les vents de terre ont chassé ces animalcules du côté de la mer, où, sans accident, il auraient continué leur route pour aller s'abattre sur une autre côte de la Méditerranée, toujours dans la direction des vents ; mais comme à certaines heures du jour la brise de mer se lève, il doit y avoir collision entre elle et le vent de terre ; de là, encore une raison pour empêcher ces animalcules de s'embarquer et les mettre dans une condition à les forcer de s'assembler en très-grande quantité.

On voit, d'après cela, que Toulon est malheureusement dans des conditions topographiques peu avantageuses et qu'il doit nécessairement avoir plus de victimes que ses voisins.

Marseille aussi a toujours été traitée d'une manière désastreuse, mais moins qu'à Toulon, proportion gardée du nombre de population. Cela provient sans doute, de ce que Marseille, ou plutôt ses environs étant moins resserrés, donnent plus d'espace aux vents, qui disséminent le poison cholérique, qui ne forme pas, comme à Toulon, un foyer comprimé.

Traitement du choléra-morbus épidémique.

Quant au traitement du choléra, c'est sans doute la partie la plus importante ; mais malheureusement elle laisse beaucoup à désirer, car on voit que jusqu'à présent tous les médicaments internes ou externes ont échoué. On ferait un fort volume des noms des des différents remèdes employés depuis que le choléra a fait son apparition dans nos contrées, et personne ne peut assurer avoir trouvé le moyen même à peu près positif, de guérir ; la cause est si simple, en effet, quand le poison cholérique est mêlé au sang, il est impossible, par le peu de temps qu'il accorde avant l'asphyxie complète, d'y appliquer un remède qui n'est pas encore connu, mais qui positivement doit exister. C'est peut être parmi le gaz qu'il -faudra le chercher, de manière qu'il suive avec la même vitesse le chemin qu'à suivi le poison ; il se pourrait que, par ce moyen, l'animalcule cholérifère fût surpris dans les poumons avant même que son venin fût répandu dans le sang, où il le poursuivrait encore.

Je vais, malgré cela, donner les médications que j'ai vu le mieux réussir.

Souvent, sans être attaqué par le choléra, on en ressent quelques symptômes, tels que coliques ou diarrhée ; cela peut provenir de la commotion morale qui règne ordinairement chez beaucoup de personnes en temps d'épidémie, mais cela peut venir aussi de l'action directe du principe morbide; l'un et l'autre sont toujours dangereux ; il faut donc aussitôt qu'on observe ce malaise, suivre les règles de l'hygiène avec beaucoup de sévérité. Souvent l'eau de riz suffit pour arrêter les selles liquides, mais il est bon d'y join dre quelques quarts de lavements à l'amidon, dont on pourra mettre 20 gouttes de laudanum dans le dernier qu'on prendra avant de se coucher et qu'on tâchera de garder le plus longtemps possible ; si malgré ces précautions, la diarrhée et les coliques persistent plusieurs jours, qu'il s'y joigne des envies de vomir et que les forces diminuent, il faut immédiatement administrer 1 gr. 50 centigr. d'ipécacuanha ; c'est un évacuant qui a la propriété d'arrêter subitement la diarrhée et même les vomissements. Je suis positivement sûr d'avoir épargné le choléra à un grand nombre de mes malades en employant ce moyen.

Si les crampes se déclarent douloureuses et violentes, qu'elles soient accompagnées de douleurs à à l'estomac et à la poitrine, qu'il survienne des défaillances, il faut se presser et employer des moyens énergiques. J'ai vu réussir par l'application d'un bon nombre de sangsues à l'anus, par des frictions sèches et par flagellation sur la colonne vertébrale et sur les membres au moyen d'orties piquantes.

Si la maladie augmente encore, que les selles deviennent plus abondantes ainsi que les vomissements, que le pouls s'affaiblisse, que le refroidissement des membres se prononce davantage il faut insister sur l'emploi de l'ipécacuanha et si on aperçoit des signes de congestion, il faut revenir à la saignée locale ou générale, on frictionnera le malade avec un liniment ammoniacal camphré opiacé qui amoindrira les crampes.

Si on voit des symptômes plus alarmants, il ne faut plus s'en rapporter à soi-même, un médecin seul pourra suivre les phases de la maladie et combiner sa médication.

Voici une recette que je n'ai pas vu essayer, je ne sais pas même dans quelle période du choléra on doit l'employer, mais je la tiens d'un médecin italien qui a habité longtemps la Mecque et qui m'a assuré avoir guéri quatre-vingt-dix malades sur cent avec ce remède.

Petit piment rouge d'Amérique dit enragé, sec. 2 grammes.
Gingembre concassé. 6   —
Cannelle de Chine.. 10   —
Eau-de-vie de Cognac à 50 degrés . . . . 1 litre.

Laissez macérer le tout pendant huit jours et filtrez. D'après ce médecin, il en donnait d'assez fortes doses qui variaient de 60 à 200 grammes en une seule fois suivant les tempéraments.

Pas plus qu'un autre, je ne donne un remède positivement sûr, mais j'ai exposé une théorie qui doit mettre sur la voie de le trouver et cette théorie plus que toute autre, doit être exacte, car avec elle on peut tout expliquer ce qui a rapport au choléra, et bien certainement l'avenir prouvera que j'ai raison.

IMPRIMERIE DE L. GUÉRIN, RUE DU PETIT-CARREAU, 26.

IMPRIMERIE DE L. GUÉRIN, RUE DU PETIT-CARREAU, 26.

9 782013 452991